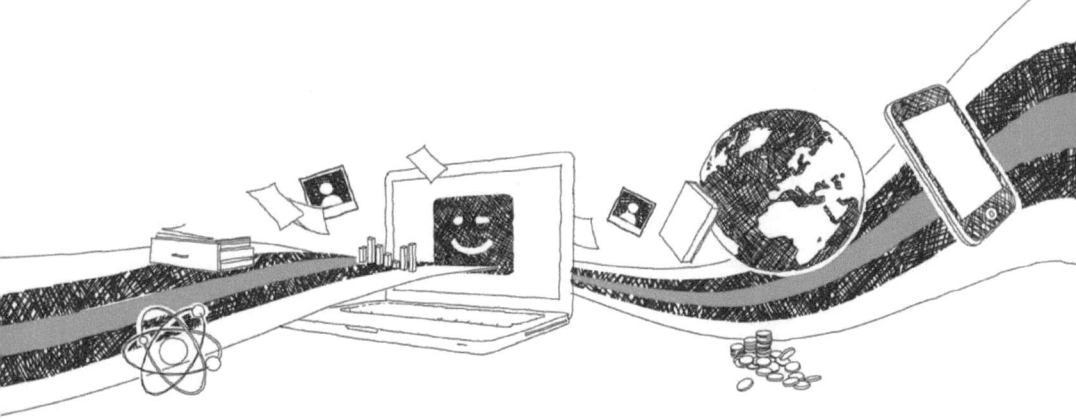
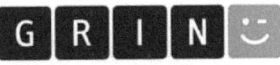

Bibliografische Information der Deutschen Nationalbibliothek:

Die Deutsche Bibliothek verzeichnet diese Publikation in der Deutschen National-
bibliografie; detaillierte bibliografische Daten sind im Internet über http://dnb.d-
nb.de/ abrufbar.

Impressum:

Copyright © 2005 GRIN Verlag, Open Publishing GmbH
Druck und Bindung: Books on Demand GmbH, Norderstedt Germany
ISBN: 978-3-668-13682-3

Dieses Buch bei GRIN:

http://www.grin.com/de/e-book/278219/methoden-des-qualitaetsmanagements

Rudolf Kutz

Methoden des Qualitätsmanagements

GRIN Verlag

Methoden des Qualitätsmanagements

Rudolf Kutz

Inhaltsverzeichnis

1   Einleitung

Zunächst werden die Instrumente und Methoden vorgestellt, die ein geplantes Vorgehen erst ermöglichen. Qualitätsentwicklung erfordert wie jede Art von systematischem Vorgehen ein Modell, an dem sich die Projektverantwortlichen orientieren können und die einzelnen Schritte konzipieren.

Das Evaluationsmodell ist für eine pragmatische Projektdurchführung genauso geeignet wie der Ansatz der Aktionsforschung (z.B. Gagel 1995) oder das Marketing-Modell (z.B. Becker 1999). Für welches Modell man sich in der Praxis letztendlich entscheidet, ist auch abhängig von den eigenen Präferenzen. Generell ist es aber so, dass die Modelle einen gezielten und geplanten Ansatz für die Durchführung von Projekt- oder Forschungsvorhaben darstellen.

2   Das Evaluationsmodell

In den 70iger Jahren hat sich im Bereich der Implementierung politischer und sozialwissenschaftlicher Programme die Evaluationsforschung durchgesetzt, deren Anliegen in einer methodisch anspruchsvollen Vorgehensweise zur Einführung innovativer Modifikationen in der öffentlichen Verwaltung, Wirtschaft oder in der Politik bestand. Ziel der Evaluation ist es: "politisches-administratives (gesundheits-politisches-medizinisches) Handeln im Kontext seiner gesellschaftlich-ökonomischen Rahmenbedingungen und Prämissen zu analysieren und über die theoretische und empirische Aufhellung von Abhängigkeiten, interessenselektiven Mechanismen und Handlungsbarrieren aufklärend und gesellschaftsverändernd (innovationsfördernd) zu wirken." (Wollmann 1997)

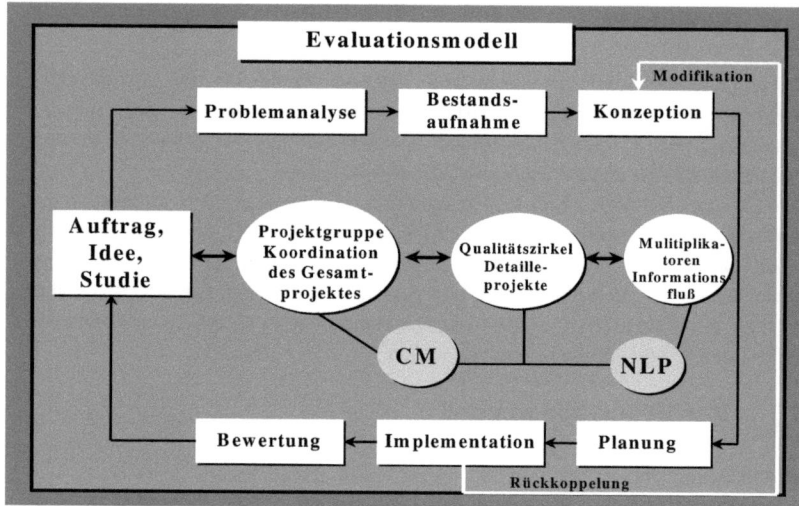

Abb. 1: Evaluationsmodell

Gerade die bereits etablierten Institutionen im Versorgungssystem implizieren eine - auf der Basis kooperationsfähiger Akteure - rationelle und rationale Vernetzung auf der Ebene der Strukturqualität.

Der klientenorientierte Versorgungsprozess (Prozessqualität) wiederum bedarf einiger forschungsrelevanter Zusatzaspekte - wie Diagnose, Therapie, Rehabilitation, Telemedizin, digitale Patientenakte und Pflege -, die auf den derzeitigen Stand der Patientenbedürfnisse und Bedarfe, den Anforderungen an einen kontinuierlichen und vollständigen Krankheitsverlauf abzielen.

Dabei zeigt sich, um dies nochmals herauszustellen, dass die Logik des Forschungsablaufes gewährleistet sein muss, insbesondere die Rückkoppelung zwischen Implementierungs- und Konzeptionsphase. Probleme, Defizite oder unberücksichtigte Aspekte, die in der Implementierungsphase offensichtlich werden, können durch den Rückkoppelungsprozess wiederum eine Modifikation der Konzeption gewährleisten.

Für die Implementierung werden aber auch Interdependenzen zwischen den am Prozess beteiligten unterschiedlichen Akteuren von entscheidender Bedeutung, um zumindest ansatzweise die intervenierenden Variablen zu berücksichtigen. Um die Akteure in den Implementierungsprozess zu integrieren, ist die Bildung von Projektgruppen und Qualitätszirkeln auf den unterschiedlichen Funktionsebenen von entscheidender Relevanz, damit Integration in den EntscheidungsProzess die Motivation und Identifikation mit den Zielen eines Qualitätsmanagementprogrammes bereits im Vorwege erleichtert. (vgl. Kutz/Moschner 1995)

2.1 Auftrag:

Zur Einführung eines QM-Programms ist der Auftrag eindeutig. Eine Institution des Gesundheits-, Sozialwesens oder der Wirtschaft möchte ein QM-Programm einführen und einen kontinuierlichen Qualitätsprozess initiieren; denn QM ist ein dynamischer Prozess, der permanente Modifikationen aufgrund von Markt-, Defizit- und Mängelanalysen erfordert und auf Qualitätsverbesserung in allen Bereichen des Unternehmens abzielt.

2.2 Problemanalyse

Von entscheidender Bedeutung ist die organisatorische Form des Gremiums, dass mit der Problemanalyse befasst ist. Bewährt haben sich diesbezüglich Projektgruppen und Qualitätszirkel, deren personelle Zusammensetzung beachtet werden sollten. Chefärzten fällt es oftmals sehr schwer, mit Pflege-, Verwaltung- und Küchenpersonal zu kommunizieren bzw. zu kooperieren. Die Statusdifferenzen sollten vor der Zusammensetzung genauesten geprüft werden, um Konflikte zu vermeiden.

Um eine Identifikation aller Berufsgruppen mit dem QM-Programm zu gewährleisten, hat sich eine Integration aller beteiligten Gruppen an dem Entwicklungsprozess bewährt, so dass auf den unterschiedlichen Ebenen Qualitätszirkel etabliert werden, abteilungsintern als auch abteilungsübergreifend. Dabei ist wiederum die Koordination der Ergebnisse und die Kooperation zwischen den Gruppen durch die Übergeordnete Projektgruppe zu gewährleisten. Die Kompetenzen und Zuständigkeiten sollten gleichsam reglementiert werden, um Einzelaktionen und Widerstände mit Hilfe von Konsensfähigkeit und Gleichbehandlung zu verhindern.

Die Problemanalyse bezeichnet die Diskussion um die derzeitigen Probleme des Unternehmens, die teils auf veränderte Rahmenbedingungen (Gesetze, wiss. Innovationen), teils auf veränderte Marktbedingungen oder Absatzschwankungen und teils auf Verbesserung oder Veränderung des Unternehmensimages oder der Produkte bzw. der Dienstleistung abheben. Dazu gehört ebenfalls die Eruierung der Organisationsstrukturen, die Personalentwicklung und die Einsatzpläne, der Service und insbesondere die Kundenbedürfnisse. Im Wirtschaftsbereich sind diese Fakten Bestandteil der Marketing-Konzeption. Im Sozial- und Gesundheitswesen müssen sich diese Ansätze erst einmal durchsetzen, da Konkurrenz nur in wenigen Bereichen (etwa Pflegemarkt oder Rehabilitation – ambulante, teilstationäre stationäre -) beobachtbar ist. Aufgrund der öffentlichen Krankenhausplanung und des ambulanten Sicherstellungsauftrages der KV setzen sich im ambulanten, teilstationären und stationären Sektor der Akutbehandlung Konkurrenzbestrebungen kaum durch, da die Nachfrage fast automatisiert und eine regionale Versorgung gewährleistet ist. Dies wird durch den Gesetzgeber noch dadurch forciert, indem Krankenhäuser durch die Bedarfsplanung geschlossen werden, anstatt ein

Konkurrenzsystem (d.h. auch Preiskonkurrenz) auf Anbieterseite zu etablieren. Niedergelassene Ärzte, Krankenhäuser und therapeutische Einrichtungen benötigen nur selten (private Einrichtungen) spezifische Strategien für die Beeinflussung der Nachfrage, denn die ist aufgrund der Krankheitsrisiken bereits vorhanden.

In der Medizin besteht der Prozess der Modifikation von Denkschemata generell darin, zunächst die Kunden des Systems als ökonomische Kraft wahrzunehmen und Kundenbedürfnisse erfüllen zu wollen bzw. potenzielle Kunden gewinnen zu müssen – nicht der Kunde zahlt, sondern die Krankenversicherung. Insofern kümmert sich weder Kunde noch Anbieter um die Preis-Leistungs-Gestaltung, die wird bekanntermaßen auf Verbandsebene verhandelt. Um sich gerade im Gesundheits- und Sozialwesen vor Frustrationen bei der Qualitätsentwicklung sui generis zu schützen, sollten diese Faktoren bei der Problemanalyse berücksichtigt werden, ebenso wie die Privilegien spezifischer Berufsgruppen, die die Einführung eines QM-Programmes konterkarieren können. Es muss generell geklärt werden, welche Gruppen innerhalb einer Organisation erst vom QM überzeugt werden müssen. Eine Qualitätsentwicklung ohne spezifische Problemanalysen einzelner betroffener Berufsgruppen erweist sich in der Praxis als defizitäre Konzeption, da diesbezügliche Probleme dann erst in der Implementierungsphase aufgedeckt werden und die Veränderungsprozesse erheblich beeinflussen.

Die Problemanalyse schließt gleichwohl die Diskussion verschiedener QM-Ansätze ein, damit bereits zu Beginn festgelegt werden kann, welches QM-Programm für das Unternehmen geeignet ist.

Dass man im Rahmen der Problemanalyse auf externe Institutionen zurückgreift könnte, ist deshalb von Bedeutung, weil internen Qualitätsmanagern oftmals die Machtposition und die Durchsetzungsfähigkeit fehlt und leider ist es in praxi so, dass dann, wenn QM etwas kostet, die Kooperationsbereitschaft wächst, weil die Überzeugungskraft externer Institutionen scheinbar wirkungsvoller zu sein scheint als interne Motivation und Modifikationsbereitschaft.

Auch bewährte Konzepte in die Diskussion einzubeziehen, erscheint aus Gründen der Informationskanäle innerhalb einer Organisation sinnvoll, da Fehler nicht wiederholt werden und ökonomische, personelle und fachliche Ressourcen nicht defizitär kanalisiert werden. Eine der problematischsten Vorgehensweisen besteht in dem Versuch des subjektiven Anspruchs der Originalität, der besonderen subjektiven Innovation, die teilweise durch externe Unternehmensberatungen und/oder narzisstische Ansprüche von Managern bzw. QM forciert wird. Diese durch Machtpositionen provozierte ‚Kreativität' führt dann dazu – wie es leider in unserem Gesundheitswesen häufig zu beobachten ist –, nicht die eigenen Potenziale auszuschöpfen, sondern in anderen Ländern abzukupfern und eine reine Übersetzung von einer Sprache in die andere bzw. von einem System in das andere als kreative Innovation zu deklarieren - etwa die Diskussion um DMP's und DRG's.

Der Flexibilität und Kreativität der eigenen Mitarbeiter zu vertrauen, kennzeichnet eine Konzeption, die in unserem Gesundheitswesen nur sehr selten Berücksichtigung findet, aber auch hier kann man teilweise aus der Industrie lernen. Unternehmen, die der Innovationskraft und Kreativität der eigenen Mitarbeiter vertrauen, modifizieren spezifische Prozesse aufgrund von Verbesserungsvorschlägen der Mitarbeiter, denn wer sollte dies besser beurteilen können als der unmittelbar Betroffene. Aber wenn Innovationskraft von Mitarbeitern aus Gründen von Status, Macht, rigider Hierarchiestrukturen und subjektiver Ausnutzung von Fähigkeiten oder defizitärer Förderung fehlgeleitet werden, dann muss man sich nicht wundern, wenn die Motivation für die Umsetzung eines QMP bei den Mitarbeitern auf ein Minimum beschränkt bleibt..

Als Methoden bieten sich hier die Gruppendiskussion, Brainstorming, Einzelgespräche, auch bewährte standardisierte Befragungen und Schulungen an. Es wäre ebenfalls ganz hilfreich, wenn die Projektverantwortlichen die Arbeitsbereiche durch teilnehmende Beobachtung kennenlernen, um Konfliktpotenziale zu eruieren und die Probleme der verschiedenen Berufsgruppen kennenzulernen.

Probleme im Gesundheitswesen

Diagnostik	Therapie	Medizinische Rehabilitation	Berufliche Rehabilitation	Nachsorge
Zuviel Diagnostik zuviel technische Diagnostik defizitäre Diagnostik Info an Betroffene	Zuviele Medikamente zu teure Medikam. Zu große Packungen zu häufig Chirurgie Integration Betroff.	Zuweisungssteuerung Erfolgsnachweis Begutachtung Koord. d. Maßnahm. Leistungsdiagnostik	Funktionsdiagnostik Berufsfindung Reintegration Motivation Leistungsfähigkeit	Standards Therapien Gesundheitsförder. Mitwirkung Kooperation Beteil.

Schnittstellenprobleme

Information	Kooperation	Koordination	Evaluation
Gutachten Arztbrief Dokumentation	Ambulant-stationär Krankh.-Reha Reha-Pflege	Doppel-Dreifachunters Therapiemaßn. Diagnostik(Funktions)	Kosten-Nutzen Effektivität Effizienz Langzeitverläufe

Qualitätsprobleme

Strukturprobleme	Prozeßprobleme	Ergebnisprobleme
Vernetzung interne QM Externes QM Vereinheitlichung	Planung Standards Koordination Dokumentation	Kontrolle Effektivität Effizienz Defitzitanalyse

Abb. 2: Beispiel einer Problemanalyse (Gesundheitswesen)

2.3   Bestandsaufnahme (Ist-Analyse, erste Selbstbewertung)

Die Bestandsaufnahme, die mit Hilfe einer Checkliste durchgeführt wird und auch als Ist-Analyse oder – beim EFQM-Modell – Selbstbewertung bezeichnet wird, beinhaltet eine systematische Vorgehensweise zur Erstbeurteilung der Strukturen und Prozesse. Dabei spielen nicht nur die Organisationsstrukturen eine Rolle, sondern gleichwohl die Personal-, Versorgungs-, Service-, Kommunikations-, Hierarchie-, Koordinations-, Planungs- und Informationsstrukturen. Eine systematische Vorgehensweise zeichnet sich dadurch aus, dass zunächst die Ebene der Strukturen, dann die Ebene der Prozesse und schließlich die Ebene der konsensfähigen Ergebnisse analysiert werden. Eine bekanntermaßen problematische Vorgehensweise besteht darin, dass zu viele und zu unterschiedliche Personen diesen Prozess durchführen – es sollten externe und interne Fachleute sein, die z. T. aus der Projektgruppe rekrutiert werden, um eine kontinuierliche und vor allem einheitliche Vorgehensweise, ansatzweise Objektivität und Neutralität zu gewährleistet. Eine Bestandsaufnahme unterstellt immer ein Modell, nach dem diese durchgeführt wird.

Die Problematik besteht darin:
- geeignete Methoden einzusetzen,
- Ansprüche nicht zu formulieren,
- wertneutral zu erfassen,
- Mängel und Defizite zu erheben,
- Problembereiche ausmachen.
- nicht die Qualität zu beurteilen, sondern zunächst wirklich nur anhand der Checkliste zu prüfen, welche Aspekte sind bereits vorhanden und welche müssen entwickelt werden, z. B. existiert eine Corporate identity, existieren Handbücher, Standards und Dokumentationsrichtlinien, ist die Führung teamorientiert oder durch rigide autoritäre Strukturen gekennzeichnet, ist der Informationsfluss offen, sind die Abläufe koordiniert, ist die Kooperation abteilungsintern oder auch abteilungsübergreifend, sind die Kompetenzen geregelt, sind die Kundenbedürfnisse bekannt, sind fachliche und temporäre Ressourcen zielorientiert oder defizitär kanalisiert usw.

Die Selbstbewertung des EFQM-Modells ist für die Mitarbeiter deshalb intransparent, weil Prozesse bewertet werden sollen, für die überhaupt keine Messkriterien existieren. Eine Qualitätsbewertung setzt Messbarkeit voraus, d.h. Qualitätsindikatoren, an denen das Qualitätsniveau gemessen werden kann. Qualitätsindikatoren unterstellen aber konsensfähige Formulierungen, was wiederum ein Qualitätshandbuch voraussetzt, das aber nicht einfach von externer Seite übernommen werden darf, sondern intern mit Hilfe aller Beteiligten entwickelt werden sollte. Qualitätsansprüche und –ziele werden erst in der Konzeptionsphase unter Beteiligung aller Mitwirkenden formuliert, nur so ist eine Identifikation aller Mitarbeiter mit dem QMP erreichbar. Ein Qualitätsmodell kann im Rahmen der Bestandsaufnahme nur als Basis für ein methodisches Vorgehen der zu untersuchenden Unternehmensbereiche dienen.

Die Bestandsaufnahme oder Ist-Analyse soll generell nur darauf ausgerichtet sein, zu eruieren, in welchen Bereichen bereits QM-Ansätze vorhanden sind und nur verbessert bzw. angepasst werden müssen und in welchen Bereichen diese systematische Vorgehensweise noch nicht existiert, d.h. in welchen Bereichen grundlegende Voraussetzungen und Ansätze fehlen. Das hat nämlich Folgen für die Konzeption des internen QMP.

2.4 Konzeptionsphase

Die Konzeption des faktisch umzusetzenden QMP kann nur so gut sein, wie die Problemanalyse und die Bestandsaufnahme. Wenn mittels Problemanalyse und Bestandsaufnahme im Bereich der Strukturen, Prozesse und Ergebnisse detaillierte Informationen gesammelt wurden, kann auch eine systematische Konzeption entwickelt werden, d.h. die Systematik von Donnabidian ist auch im Rahmen der Konzeption von entscheidender Bedeutung; denn der generelle Ansatz, dass die Ergebnisqualität nur so gut sein kann wie Struktur- und Prozessqualität, sollte quasi als Meta-Norm für die QM-Entwicklung gelten.

Der erste Punkt für die Konzeption ist die Ausgestaltung der Corporate Identity (z.B. Herbst 1998). Hier müssen die konsensfähigen Grundpositionen des Unternehmens explizit formuliert sein, und zwar so, dass jeder Mitarbeiter oder Kunde die Ziele des Unternehmens nachvollziehen und vor allem verstehen kann. Ein Konsens über grundlegende Ziele und Arbeitsmethoden hat zur Folge, dass Mitarbeiter sich integriert fühlen und am Entwicklungsprozess partizipieren. Zudem erleichtert ein Konsens die Identifikation mit dem QMP und motiviert zur aktiven Mitarbeit.

Häufig wird aus Zeitgründen oder aus Gründen der Unwissenheit eine Konzeption mit einer hohen Anzahl von Projekten in allen Bereichen des Unternehmens überfrachtet, die nicht mehr koordinierbar sind. Vor allem glauben manche Projektleiter, sie müssten apriori jedes einzelne Projekt konzipieren und den Mitarbeitern vermitteln. Diese Vorgehensweise führt dann dazu, das Informationen nicht mehr systematisch und kooperativ vermittelt werden und die Mitarbeiten den Eindruck bekommen, ihnen werden Konzeptionen aufgezwungen.
Die übergeordnete Projektgruppe ist zuständig für die Koordination des Gesamtprojektes, für die Kontrolle der Teilprojekt, für Schulungen und Beratungen der Teilprojekte sowie für die Zusammenführung der Ergebnisse auf Unternehmensebene. Sie ist nicht zuständig für die permanente Einmischung in Kompetenzen von Teilprojekten. Sie ist verpflichtet, Projektleiter von Teilprojekten so auszubilden, dass eine weitgehende Selbständigkeit der abteilungsinternen QZ gewährleistet werden kann und die Ergebnisse zusammengefasst werden. Sie sollte nur dann intervenieren, wenn Konflikte intern nicht mehr gelöst werden können oder wenn Ergebnisse nicht oder nicht rechtzeitig erarbeitet und/oder Ressourcen defizitär kanalisiert werden.
In der allgemeinen Konzept sollte festlegt werden,

-    in welchen Bereichen, welche Aufgaben anstehen,
-    welche Ziele in welcher Zeit erreicht werden müssen,
-    welche Aufgaben Vorrang haben,
-    welche Strukturen und Prozesse verändert werden müssen,
-    was neu entwickelt werden muss,
-    wie und welche Informationen vermittelt werden,

- wo, welche und wie viele QZ eingerichtet werden und welche Aufgaben sie haben
- und sie sind dafür verantwortlich, das die Informationen zwischen den QZ gewährleistet sind usw.

Eine einheitliche Systematisierung erfolgt nach den Aspekten Strukturen und Prozesse. Ziele werden formuliert und nach Prioritäten gestaffelt. Dabei werden die Bereiche mit höchster Priorität auch zuerst durchgeführt, indem zunächst QZ gebildet werden, die eigenverantwortlich arbeiten. Man sollte nicht auf allen Ebenen gleichzeitig, sondern zunächst mit den Ansätzen auf der Ebene der Strukturen beginnen. Dabei sind Hygienevorschriften und Arbeitsschutz Bestandteil des QMP. Während die übergeordneten Ziele und Aufgaben in der Projektgruppe formuliert werden, sollten die Detailaufgaben den QZ überlassen bleiben. Eine derartige Vorgehensweise verhindert, dass das Konzeptionspapier einen zumutbaren Rahmen überschreitet. Es macht wenig Sinn, die Konzeption zu einem Handbuch auszugestalten, das letztendlich keiner mehr liest. Die Konzeption sollte so gestaltet sein, dass sie

- für alle verständlich ist,
- eindeutig strukturiert,
- die Kompetenzen geregelt,
- und die Ziele eindeutig formuliert sind.
- Der Umfang so knapp wie möglich gehalten ist.

Generell wird man, sofern die Systematik eingehalten wird, aus der Problemanalyse und der Bestandsaufnahme eindeutige Formulierungen treffen können und wenn sich die Mitwirkenden an eine kontinuierliche Systematik gewöhnt haben, werden die Ziele und Aufgaben auch entsprechend formuliert und verstanden.

Modell des Case-Managements

Problemfall	Ist-Analyse Assessment	Konzeption	Planung	Implementation Koordination Kooperation	Dokumentation Kontrolle	Ergebnis Effektivität Effizienz
Arbeitsunfall Wegeunfall Berufskrankheit	Diagnose Therapie Belastung Leistung Minderungen Funktions-einschränkung. Verluste Motivation Familie soziale Sit.	Med. Reha berufli Reha Berufsber. Belastungs-Erprob. Umschulung Kooper. Partner	Fachl. Pl. Zeitl. Pl. Örtl.Plan institutso-nelle Plan.	Durchführung Koord. Maßnah.. Begleitung Beratung Kooperation mit Beteiligten Abstimmung mit Betroffenen Motivation Information Standards	Dokumentation der durchgeführten Maßbahmen, auch Mängel, Defizite Beschwerden · Kontrolle der Maßnahmen u. digitalisierte Patientenakte	Auswertung Erfolg der Einzelmaßnah. Erfolg der Teilbehandl. Erfolg der Gesamtbehandl. und Kosten. Mängelnanlyse Veränderung der Konzeption Patientenzufried. Lebensqualität

Rückkoppelung Case-Prozeß

Rückkoppelung zur Optimierung des Case-Managements

Abb. 3: Beispiel einer Konzeption (Casemanagement)

2.5 Planungsphase

In der Planungsphase müssen die fachlichen, zeitlichen, finanziellen und organisa-torischen Aspekte festgelegt werden. **Fachlich** im Kontext zur personellen Zu-sammensetzung der QZ, **zeitlich** im Kontext zu den Vorgaben der einzelnen Aufga-ben und Zielumsetzung, **finanziell** im Kontext zur Vergütung für die Mitarbeiter und zu den generellen Kosten für die Umsetzung des QMP und **organisatorisch** im Kontext zu den Sitzungen von QZ und Projektgruppe, den Protokollen und Ergebnissen sowie der Zusammenführung der Ergebnisse.

Auch für die Planung gilt, dass nicht jedes Detail vorformuliert werden muss, aber Kompetenzen und zeitliche Vorgaben sowie verfügbare finanzielle Mittel sollten ab-geklärt und für die Mitwirkenden transparent sein.

2.6 Implementierungsphase

Für die Implementierung hat sich bewährt, mit einem Pilotprojekt zu beginnen, um sowohl Aufgaben, Ziele, Personal, Methoden, Information, Kosten, Konflikte usw. nicht nur praktisch zu erproben, sondern zu prüfen, ob Probleme falsch einge-schätzt, Konzeptionen defizitär oder Kompetenzen nicht eindeutig bzw. eindeutig geregelt oder Widerstände immer noch nicht überwunden sind. Die Probleme, die

11

ein Pilotprojekt aufzeigt, verhindern permanente gleiche Fehler. Die Pilotphase zeigt die Funktionsfähigkeit, korrekte Planung, Zielformulierung und Aufgabenstellung oder das Gegenteil, so dass einerseits eine erfolgreiche Arbeit dokumentiert werden kann oder andererseits sofortige Modifikationen oder Interventionen die Fehlerquote bei anderen QZ und Teilprojekten auf ein Minimum reduzieren.

Die Funktion der Implementierungsphase besteht aber nicht nur in der pragmatischen Umsetzung der Konzeption, sondern insbesondere auch in der Rückkoppelungsfunktion, denn sofern in der Implementierungsphase Probleme der Konzeption sichtbar werden, können bei kooperativer Kommunikation sofortige Modifikationen der Konzeption vorgenommen werden, ohne das ein übermäßiger Zeitverlust auftritt und finanzielle, fachliche oder temporäre Ressourcen defizitär kanalisiert werden. Sofern also die Führungs- und Kommunikationsstrukturen rigide und autoritär sind, werden die Informationsflüsse konterkariert und eine Umsetzung des QMP verhindert. Wenn die Arbeit und die Kompetenz der Mitarbeiter hinreichend Anerkennung findet, dann werden diese auch bereit sein, aktiv mitzuwirken. Wenn Vorgesetzte die Arbeit der Mitarbeiter für sich beanspruchen, dann schwindet die Mitwirkungsmotivation rapide und die QZ brechen auseinander.

Gerade in der Implementierungsphase, die auch durch Frustrationen gekennzeichnet ist, kommt es entscheidend darauf an, die Arbeit der Mitarbeiter zu würdigen und anzuerkennen. Subjektive Ausnutzung von Arbeitsergebnissen führt zwangsläufig zu Konflikten, zu Motivationsverlust oder sogar zur Auflösung von QZ. Die übergeordnete Projektgruppe ist auch dafür verantwortlich, dass derartige Konflikte gar nicht erst auftreten und durch stichprobenartige Präsens in den QZ können derartige Probleme frühzeitig erkannt und verhindert werden, zu dem zeigt die zeitweise Präsenz in QZ auch Anerkennung und Interesse. Da in der Implementierungsphase die internen Veränderungen auch faktische Auswirkungen haben, sind apriori Veränderungsmanagement-Ansätze (change management, Kirchner 2000) und Konfliktmanagement-Ansätze (z.B. NLP, Amelung und Partner 1999) zu diskutieren.

2.7 Bewertung

Bei der Bewertung geht es generell um die Optimierung von Kosten und Nutzen, d.h. um Optimierung des Mitteleinsatzes und des ökonomischen und fachlichen Erfolges. Speziell beschäftigt man sich im Bewertungsprozess mit der Effektivität der Maßnahmen und der Effienz der eingesetzten Mittel für einen optimalen Erfolg. Für die Implementierungsphase war kennzeichnend, dass ein Konzept umgesetzt und den jeweils pragmatischen Forderungen adaptiert wird, die Bewertung hingegen beschäftigt sich dann mit dem Kosten-Nutzen-Kalkül der Implementierung, zunächst nicht mit einer Bilanz des Unternehmens, sondern die Einzelprojekte werden bewertet und zu einer Gesamtbewertung zusammengefasst. Wenn eine Selbstbewertung durchgeführt werden soll, dann erst an dieser Stelle, weil der Prozess der Qualitätsentwicklung erst dann abgeschlossen ist und aufgrund der Implementierung faktische Daten vorliegen.

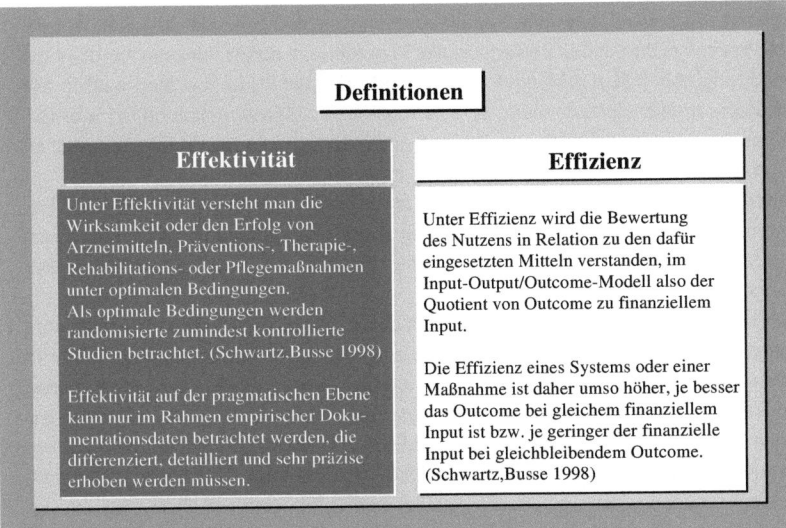

Abb. 4: Definitionen Effektivität und Effizienz

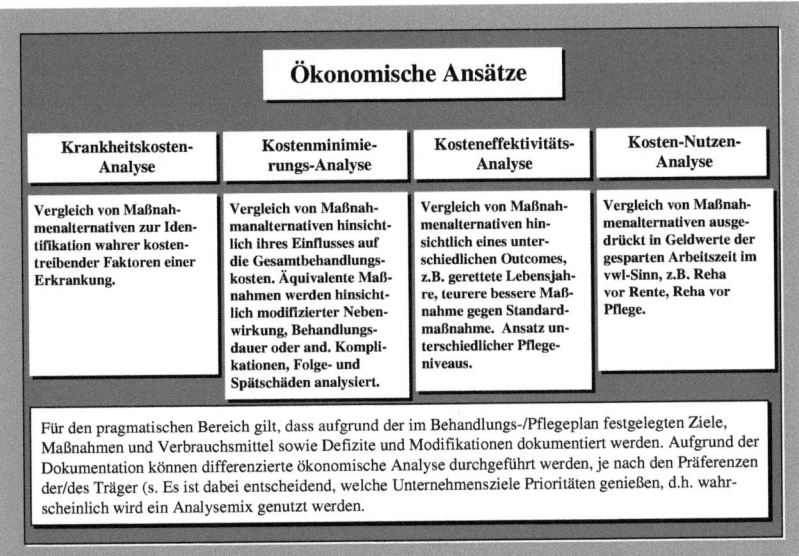

Abb. 5: Ökonomische Ansätze der Bewertung

Das Ziel der Bewertung eines Qualitätsentwicklungsprojektes ist nicht eine allgemeine Bewertung der Konzeption, sondern teils wird der Pragmatismus – die pragmatische Umsetzung und Durchsetzung -, teils Zielformulierung und Umsetzung, teils die ökonomischen, fachlichen und personellen Ressourcen im Kontext zu den Ergebnissen und vor allem die Kosten zu den erreichten Erfolgen bewertet. Da ein QM-Prozess nicht mit der Bewertung der Projektphase abgeschlossen ist, dient die Bewertung ebenfalls der Mängel-, Defizit- und Erfolgsanalyse, d.h. sind wirklich alle Erfolgsparameter dokumentiert, sind Mängel und Defizite dokumentiert worden, haben wir einen kontinuierlichen Prozess eingeleitet, ist die Mitwirkungsbereitschaft bei den Mitarbeitern noch vorhanden oder sogar angestiegen,

generell: haben wir unsere Ziele erreicht und können wir diese durch faktische Daten belegen. Denn nur wenn die erreichten Ziele durch adäquate Dokumentationen und rationelle Auswertungen auch objektiv belegbar sind, ist das Qualitätsniveau des gesamten Unternehmens messbar.

Die Bewertungsphase dient schlussendlich dazu, QM im Unternehmen zu etablieren und den kontinuierlichen Prozess der Qualitätsverbesserung einzuleiten. Es wird genauestens geprüft, welche QZ erhalten bleiben, wer zukünftig den Prozess koordiniert und kontrolliert und welche Veränderungen mit Hilfe welcher Mittel vorgenommen werden müssen. Es gibt kein QM-Projekt, dass nicht im Rahmen des Bewertungsprozessen Defizite und Mängel feststellt – die selbstverständlich dokumentiert sein müssen, aber gerade Mängeldokumentation und –analyse sind im Gesundheits- und Sozialwesen sehr schwer durchsetzbar -. Erst die wahrheitsgemäße Mängeldokumentation und –analyse verhilft einem Unternehmen zur Qualitätsverbesserung.

Zudem verändern sich technische und fachliche Standards, die mithin einer permanenten Adaptation bedürfen, so dass erst nach der Projekt-Bewertung der eigentliche Change-Management-Prozess und die Etablierung des QM-Programms beginnt. Die Etablierung eines kontinuierlichen Qualitätsprozesses gewährleistet auch kontinuierliche Adaption des Unternehmens an sich verändernde Rahmenbedingungen, Marktsituationen, Kundenbedürfnisse und wissenschaftliche Erkenntnisse. Mitarbeiter, für die permanente Veränderungen habitualisiert sind, können sich aufgrund der assoziierten Fort- und Weiterbildung auch intensiver auf Veränderungen vorbereiten und auch Veränderungen initiieren, d.h. das Kreativitäts- und Innovationspotential des Unternehmens wird systematisch gefördert und die Standards sind immer auf dem neuesten Stand der Erkenntnisse.

Barrieren, die häufig den Erfolg von Qualitätssicherungsprojekten beeinträchtigen :
(Sachverständigenrat 2001)

– inadäquater Zugang zu Informationen,

– geringe Grundkenntnisse und Basisfähigkeiten zur Umsetzung von qualitätssichernden Maßnahmen (z. B. kritische Würdigung von wissenschaftlicher Literatur),

– mangelnde Zeit, Ressourcen und Motivation für den Erwerb neuer Fähigkeiten,

– hohe Arbeitsbelastung,

– erhöhte finanzielle Belastungen,

– Zweifel an der Wirksamkeit und Notwendigkeit der jeweiligen Qualitätssicherungsmaßnahmen,

– Kommunikationsschwierigkeiten und Kompetenzkonflikte zwischen verschiedenen Hierarchieebenen und Professionen sowie

– Widerstand gegen eine vermutete Bedrohung der professionellen Autonomie.

Abb. 6: Störvariablen bei der Qualitätsentwicklung

3 Standards

Die Anforderungen an Standards sind generell:

- sie müssen formuliert sein,
- sie müssen Verbindlichkeit beanspruchen können,
- Abweichungen von Standards sind begründungspflichtig,
- Nicht Einhaltung von Standards werden sanktioniert, wobei die Sanktionen ebenfalls formuliert sein müssen.

Im Rahmen von Arbeitsstandards können folgende Definition und Funktionen als derzeit konsensfähig betrachtet werden.

Standards, Leitlinien und Empfehlungen

Definition von Standards: Standards sind objektiv meßbare Handlungsrichtlinien, die dem Handelnden (Arzt, Schwester, Pfleger) die Sicherheit vermitteln, seine Tätigkeit nach dem Stand der gegenwärtigen wissenschaftlichen Erkenntnisse und Erfahrungen auszuüben.

☐ Standards sind auf einem gegenwärtigen wissenschaftlichen Stand bewiesene, evaluierte und fachlich begründete Handlungsanweisungen für einen spezifischen Tätigkeitsbereich.

☐ Standards sind valide, reliable, transparente und professionelle Handlungrichtlinien

☐ Standards sind zwingend vorgegebene Richtlinien für häufig wiederkehrende und generalisierbare Tätigkeiten

☐ Standards dienen der Reflexion und Weiterentwicklung der Tätigkeit

☐ Standards sind objektiv meßbare und vergleichbare auf Dynamik angelegte Handlungs-strategien

☐ Standards dienen dem Nachweis und der Überprüfung des eigenen Handlungsrepertoirs

☐ Standards sind Aus-, Fort- und Weiterbildungsgrundlagen für professionelle Tätigkeiten

☐ Standards sind Hilfs- und Steuerungsmittel für einheitliche und vergleichbare Durchführung von Tätigkeiten

Abb. 7: Definition und Funktionen von Standards

Während ein **Standard** eine allgemeinverbindliche, objektive und reproduzierbare Handlungsrichtlinie, deren Anwendung zunächst zwingend ist - bei Nicht-Anwendung ist Begründung erforderlich -,

kann eine

Leitlinie als Handlungsalternative interpretiert werden, die nicht zwingend ist, aber aus fachlicher Perspektive dann durchgeführt werden sollte, wenn der Standard nicht anwendbar ist .

Die **Empfehlung** hingegen ist eine weitere Handlungsalternative, die zwar noch fachlich akzeptiert ist und im Zweifelsfall genutzt werden kann, wenn Standard und Leitlinie versagen oder nicht in Betracht kommen.

Vor diesem Hintergrund bezeichnen die drei Begriffe Handlungsrangfolgen, die einen fachlich vorgegebenen Handlungsspielraum für eine spezifische Tätigkeit definieren.

Aus diesen Funktionen lässt sich wiederum eine Rangfolge von professionellen Handlungsmustern ableiten (vgl. Kutz 2001):

4 Dokumentation

Die Bedeutung der Dokumentation kann generell als expliziter Nachweis einer standardgemäßen Arbeitsweise dargestellt werden, speziell werden eben auch Mängel und Defizite dokumentiert, um auf Dauer Verbesserungsprozesse einzuleiten und Versorgungsprozesse (pathways) zu optimieren. Dokumentation beinhaltet gleichsam einen Nachweis, wann und in welcher Form neue Erkenntnisse in die professionellen Handlungsabläufe integriert wurden, so dass Nachfragen und Arztbriefe rationell und rational weitergeleitet werden können. Eine statistische Auswertung der Dokumentation liefert nicht nur rasche Daten, sondern dient auch der PR nach außen, gegenüber den Kostenträgern und intern zur Selbstkontrolle.

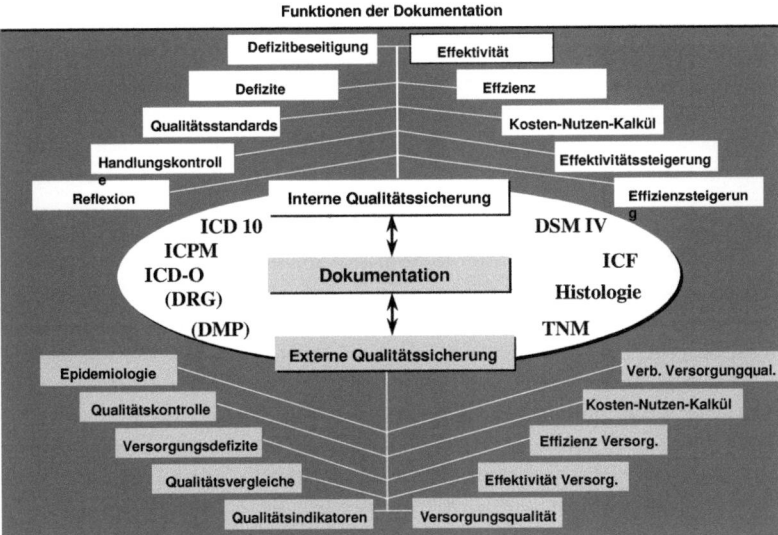

Abb. 8: Funktionen der Dokumentation

5 Konfliktmanagement

Oftmals wird im Rahmen der Konzeption eines Qualitätsmanagement-Programms, d.h. im Rahmen der Qualitätsentwicklung, das Konfliktpotenzial unterschätzt, sowohl von externen als auch von internen Qualitätsmanagern. Bei externen Beratern besteht häufig die nicht ungerechtfertigte Befürchtung, das Gewinnmaximierung und Personalabbau die entscheidenden Parameter für die Veränderungsprozesse im Unternehmen sind, was sich etwa an Reduzierung von Personalschlüsseln und Gewinnmaximierungsoptionen zeigt, deren Zielvorstellung weit über eine realistische Prognose hinausgehen. Leider wird auch die Diskussion immer wieder auf die Gewinnlage eines Unternehmens ausgerichtet, die auf subjektiven Einschätzungen von

Beratern beruht, die erst prognostizieren, bevor sie hinreichende Informationen verfügbar haben. Einseitige Zielpräferenzen entwickeln eine Eigendynamik, die jede Art von Motivation der Mitarbeiter konterkariert. Nur die Managementebene bei der Personalentwicklung zu berücksichtigen, verhindert eine Identifizierung anderer Mitarbeiter mit dem Programm. Wer mit Existenzängsten und Arbeitsplatzverlusten konfrontiert wird, der hat keinen freien Kopf für Kreativität und Innovation (der größte Fehler heutiger Unternehmensberater besteht gerade darin, Konflikte durch unrealistische Prognosen im Hinblick auf Gewinne und den Abbau von Personal zu provozieren bzw. zu forcieren und damit das Kreativitätspotential und die aktive Mitwirkung von Mitarbeitern apriori zu verhindern. Kein Mensch arbeitet gern an einer Konzeption, die möglicherweise seinen Arbeitsplatz gefährdet oder abbaut, Diese simple Tatsache wird gerade von externen Beratern nicht wahrgenommen oder ignoriert.)

Vor diesem Hintergrund sollte die Projektgruppe auch die Funktion der Kontrolle für externe Berater übernehmen.

Ein Qualitätsentwicklungsprozess ist eben nicht nur geprägt von Aufbruchstimmung und sinnvoller Tätigkeit, sondern gerade durch Abwehrhaltungen und Ängste, d.h. Konfliktpotenziale auf allen Ebenen. Auf diese muss man vorbereitet sein und ein adäquates Konfliktmanagement anbieten bzw. die QZ-Leiter diesbezüglich schulen.

Konfliktmanagement zeichnet sich auch nicht dadurch aus, das ein bestimmtes Modell (z.B. NLP) des Konfliktmanagements vermittelt oder eingesetzt wird, sondern durch einen kontinuierlichen Prozess, der von allen Beteiligten eine spezifische Form der Kommunikation bzw. Interaktion voraussetzt. Gruppenspezifische Kommunikationsprozesse, die unabhängig von persönlicher Sympathie oder Antipathie, von Konkurrenz oder Mobbing, primär die fachliche Diskussion in den Mittelpunkt stellen, müssen in den meisten Fällen erst erlernt werden, sowohl auf der Führungsebene als auch auf der Mitarbeiterebene. Für die Arbeit in Projektgruppen und QZ ist die fachspezifische Kommunikation aber von erheblicher Bedeutung, um Ziele nicht durch persönliche Animositäten oder persönliche Angriffe, Diskriminierungen oder Diskreditierungen zu gefährden. Kommunikative und interaktive Kompetenzen sind genauso wichtig wie fachliche Kompetenz. Konfliktfähigkeit auf die fachliche Ebene zu beschränken, haben wir in unserem privaten als auch beruflichen Sozialisationsprozess leider nicht gelernt. Auch auf der Managementebene wäre es sinnvoll egozentrische Karrierevorstellungen und Leistungskonkurrenz zu trennen und die fachliche Ebene zu präferieren, was Manager aufgrund ihrer Machtposition im Unternehmen nicht gelernt haben. Kommunikative Fähigkeiten sind leider keine Kriterien für die Besetzung von Managementpositionen. Der Prozess der Qualitätsentwicklung setzt aber kommunikative Kompetenz, Kooperation, Teamfähigkeit, Kompromissbereitschaft und Beschränkung auf die fachliche Argumentation voraus. Konkret bedeutet das:

Jedes Mitglied einer Projektgruppe oder eines QZ muss erst einmal lernen, die fachliche und kommunikative Kompetenz der Mitwirkenden gleichberechtigt zu akzeptieren, und das setzt eben auch ein gewisses Maß an Toleranz voraus. Gerade in Gruppen, in denen Menschen mit unterschiedlichem sozialen und beruflichen Status kooperieren müssen, ist das Konfliktpotenzial besonders hoch und nicht zu unterschätzen. (vgl. Kirchner 2000)

Das erste Schritt des Lernprozesses besteht darin, die Persönlichkeit jedes einzelnen in der Gruppe zu akzeptieren, der zweite Schritt beinhaltet den Lernprozess der Empathie, d.h. die berufsspezifische Problematik den anderen verstehen zu wollen. Gerade dazu bedarf es einer von allen konsentierten Systematik der Arbeitsweise, der Ziele sowie der Implementierung der Mittel zur Zielerreichung. Jede Berufsgruppe muss sich mit den Zielen identifizieren können und Restriktionen von Berufsprivilegien müssen alle Gruppen gleichermaßen treffen. Jede Berufsgruppe muss den Nutzen für ihre Arbeit erkennen. Nur dann besteht die Gewähr zu einer gemeinsamen Konzeption und Implementierung.

Man muss wissen, das jeder Mensch anders ist, das jeder eine subjektive bzw. berufliche Systematik internalisiert hat und daraus muss man eine konsentierte Systematik, die auch für alle verbindlich sein muss, entwickeln. Die Toleranzschwelle besteht darin, dass es kein falsches Verhalten bzw. keine dumme Meinung gibt, sondern Beiträge, die bewertet und interpretiert werden müssen, Diskussionsmittelpunkt ist nicht richtiges oder falsches Handeln und Kommunizieren, sondern die fachliche Angemessenheit im Hinblick auf das konsentierte Ziel. Kommunikation ist ein Prozess von Ausdruck, Eindruck und Feedback, oder von Intention des Senders und Reaktion des Empfängers. Im kommunikativen Wechselspiel muss gelernt werden, dass ein Unterschied zwischen Intention des Senders und der Interpretation des Empfängers besteht, das ebenfalls ein Unterschied zwischen latenter und bewusst-intentionaler Kommunikation besteht und das eine Diskrepanz Konfliktpotential offenbart. (vgl. Kutz 2001)

Objektive Hermeneutik

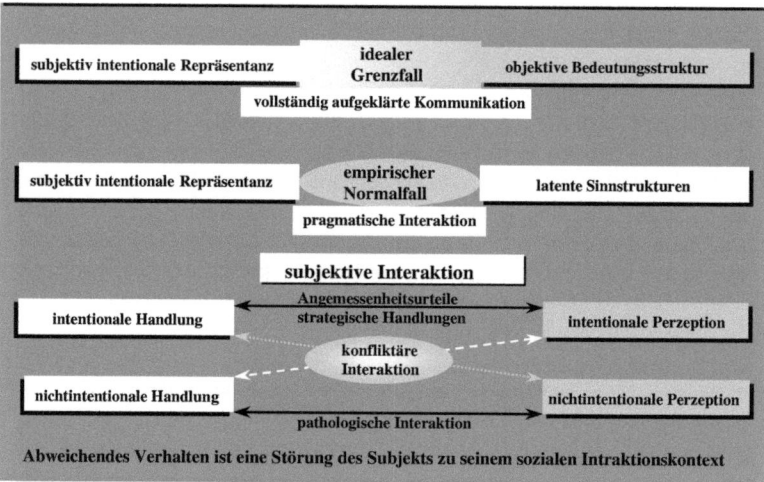

Abb. 9: Kommunikation (Oevermann 1982)(ähnlich auch die NLP)

Häufig haben wir es im Interaktionsprozess nicht mit dem idealen Grenzfall zu tun, sondern mit dem empirischen Normalfall, der Konfliktpotenzial enthält. Vor diesem Hintergrund sollten einige Faktoren bekannt sein, die eine Interaktion beeinflussen.

Wir interagieren auf unterschiedlichen Kanälen - Verbalisierung, Gestik, Mimik und Gebärden - und wir nehmen entweder alle Kanäle wahr und interpretieren diese oder wir selektieren unsere Wahrnehmungen auf spezifischen Kanälen, was wiederum dem Normalfall entspricht, so dass generell jede Ausdrucksform zu einem spezifisch subjektiven Eindruck interpretiert wird. D.h. je latenter Ausdruck und Eindruck, desto mehr Konfliktpotenzial. Sinnvoll sind deshalb konsentierte Interaktionen und explizite Interpretationen, da ansonsten folgende Fehler die Interaktion konterkarieren können:

Die identifikatorische Einfühlung **(Empathie)** ist ein Teil der Interaktion, genauso aber auch eine emotionale Distanzierung und eine fachlich abgehobene Orientierung.

Die **Distanzierung** enthält einen Doppelaspekt: die emotionale und die kognitive Abhebung, wodurch auch im Interpretationsprozess immer systematische Beurteilungsfehler enthalten sind. Bei zuviel **Sympathie** tritt der Mildefehler auf, bei allzu großer **Distanz** der Fehler der zentralen Tendenz, indem aus Informationsmangel mittlere Urteile bevorzugt werden.

Bei **großer Distanz** neigt man auch zum Hallo-Effekt oder zum sehr ähnlichen sogen. logischen Fehler. Beim Hallo-Effekt ist der Urteiler von einer beobachteten Eigenschaft auf benachbarte andere, die er gar nicht beachtet. Beim logischen Fehler werden Eigenschaften unterstellt, die man formal als zugehörig betrachtet.

Der **Kontrastfehler** beschreibt phänomenologisch den Vorgang der Projektion. Der Beurteiler setzt sich bei allzu starker, meist negativ emotionaler Beziehung im Urteil ab, indem er eigene verdrängte Impulse im anderen perzipiert.

Von großer Bedeutung sind die Beurteilungsfehler, die durch Selbst- und Fremdzuschreibung entstehen (**Hathorne-Effekt** und **Rosenthal-Effekt**). Der Rosenthal- Effekt ist auch aus der Sozialpsychologie als selbst erfüllende Prophezeiung (self-fullfilling-prophecy) bekannt, insofern beschreibt dieser Effekt auch gleichzeitig die Handlungsfolgen von Fremdzuschreibungen, nicht nur einen Beurteilungsfehler.
In der Interaktion kann die Mitteilung einer Diskreditierung einen Rosenthal-Effekt nach sich ziehen, indem der etikettierte sich letztendlich einem mitgeteilten Stigma anpasst, was insbesondere bei Zielformulierungen schwerwiegende Folgen haben kann (vgl. Kutz 2003).

Sinnvolle Vorgehensweise:

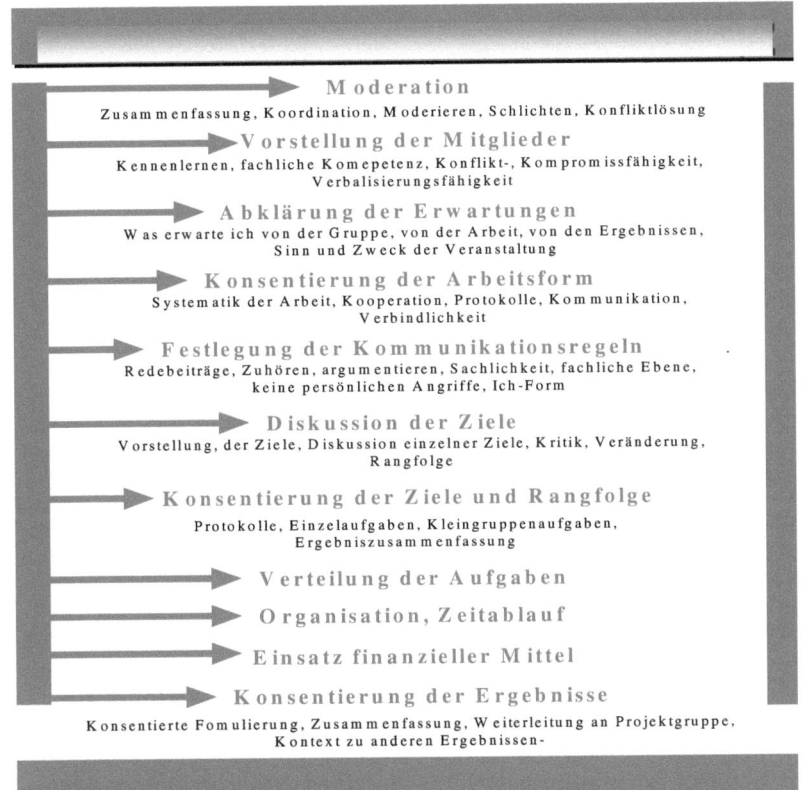

Um eine zielgerichtete Kommunikationsstruktur zu gewährleisten bzw. aufrechtzuerhalten, hat es sich als sinnvoll erwiesen, sogenannte Killerphrase zu vermeiden:

Wozu denn ändern, unsere Qualität ist doch gut.

Das kann doch nicht funktionieren.

Darüber brauchen wir nicht zu reden.

Wir haben keine Zeit.

Das ist doch viel zu aufwendig.

Wer soll das bezahlen.

Das können Sie so nicht beurteilen.

Davon verstehen Sie doch gar nichts.

Als Außenstehender können Sie das nicht beurteilen.

Haben Sie denn Erfahrung.

Das kann doch nicht Ihr Ernst sein.

Arbeiten Sie doch erst einmal auf Station.

Darum geht es doch gar nicht.

Sie können unsere Arbeit doch gar nicht beurteilen.

Wir können doch nicht jahrelang alles falsch gemacht haben.

Das ist doch unrealistisch.

Das lässt sich doch so nicht durchführen.

Die anderen werden das nicht mitmachen.

Wir haben ganz bestimmt mehr Erfahrung als Sie, deshalb können Sie uns ruhig glauben. usw. usw.

Killerphrasen und die Verlagerung der Kommunikation auf die persönliche Ebene verhindern eine fachliche Diskussion. Dabei muss man berücksichtigen, dass die meisten Menschen gar nicht wissen, dass sie von der fachlichen auf die persönliche Ebene wechseln, so dass der Moderator entsprechend geschult sein muss, um den Wechsel der Diskussionsebene zu erkennen und frühzeitig eingreifen zu können. Interveniert er nicht oder zu spät oder erkennt das Konfliktpotenzial nicht rechtzeitig, dann eskaliert die Kommunikation und die fachliche konsensfähige Basis wird den Beteiligten entzogen.

6   Change management

Change management bezeichnet generell die Evaluation von Veränderungsprozessen in einem Unternehmen. Die Implementierung eines QM-Konzeptes wiederum, d.h. Qualitätsentwicklung oder Etablierung von messbarer, durch Daten belegbarer und nachprüfbarer Qualität auf allen Ebenen eines Unternehmens, impliziert Veränderungen, die projektiert, koordiniert und gecoached werden müssen.

Ein Unternehmen ist keine in sich abgeschlossene Einheit, sondern sie steht intern und auch nach außen mit unterschiedlichen anderen Organisationen oder Unternehmen in Wechselbeziehungen und Abhängigkeiten, so dass sowohl interne Forderungen und Veränderungen von Zielen, Innovationen als auch externe Rahmenbedingungen einen kontinuierlichen dynamischen Anpassungsprozess erfordern.

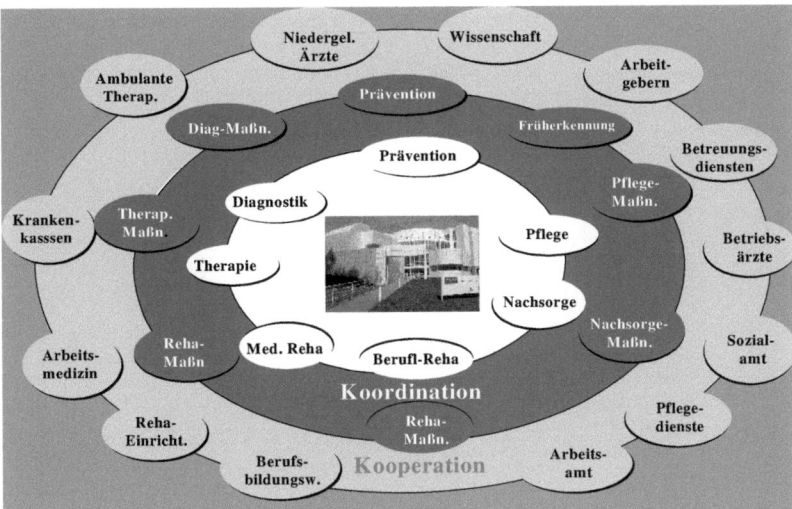

Abb. 10: Vernetzung Krankenhaus

Das Modell des change managements bietet diesbezüglich eine systematische, geplante und zielorientierte Vorgehensweise an:

1. wie Veränderungsprozesse koordiniert und durchgeführt werden und Kooperation entwickelt wird
2. welche Probleme, Störvariablen und Konflikte diesen Prozess beeinflussen können,
3. wie Probleme, Störvariablen und Konflikte vermieden oder bewältigt werden können.

Der Prozess der Qualitätsentwicklung erfordert nicht nur auf der Ebene der Organisation, der Führung, des Personals, des Arbeitsschutzes, der Arbeitsprozesse und der Handlungsspielräume Informationen, Veränderungs- oder Anpassungsprozesse, sondern möglicherweise Umstrukturierungsprozesse im Hinblick auf die Anpassung des Unternehmens an Erkenntnisse der Wissenschaft in Ökonomie, Organisation, fachliche und kommunikative Standards. Möglicherweise müssen aus starren Prozessen dynamische Prozesse werden, so dass die Mitarbeiter auch mit veränderten Erwartungen in Bezug auf geistige Flexibilität, Kreativität und kontinuierliche Lernprozesse konfrontiert werden, die wahrscheinlich in totalem Gegensatz zu den vorherigen habitualisierten Handlungen und Erwartungen stehen. Dass Veränderungsprozesse vor diesem Hintergrund selten konfliktfrei verlaufen, dürfte auf der Hand liegen.

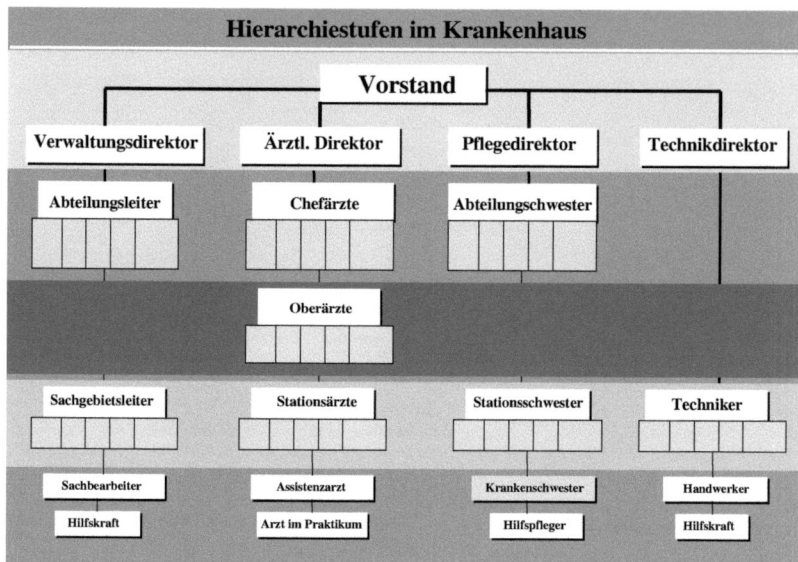

Abb. 11: Hierarchieebenen im Krankenhaus

Die Hierarchieebenen sind verknüpft mit spezifischen Funktionen, Machtpositionen, Stati innerhalb des Unternehmens, teilweise mit besonderen Privilegien, aber auch mit Verantwortung und besonderem Leistungsvermögen, so dass jede Ebene analysiert werden muss, um entsprechende Strategien für Veränderungen auf den unterschiedlichen Ebenen zu entwickeln. Gleichwohl könnte die Kooperation zwischen den Hierarchieebenen Kommunikations- und Interaktionsstörungen offenbaren, die mit Hilfe entsprechender Konfliktlösungsstrategien beeinflussbar sind. Aber die unterschiedlichen Statusdifferenzen, Privilegien, Machtpositionen, Kommunikationsstrukturen, Informationsflüsse und Störungen müssen bekannt sein, um apriori darauf vorbereitet zu sein und adäquat reagieren zu können.

Es wird ein Konsens über Vorstellungen von Kooperation und Koordination notwendig:

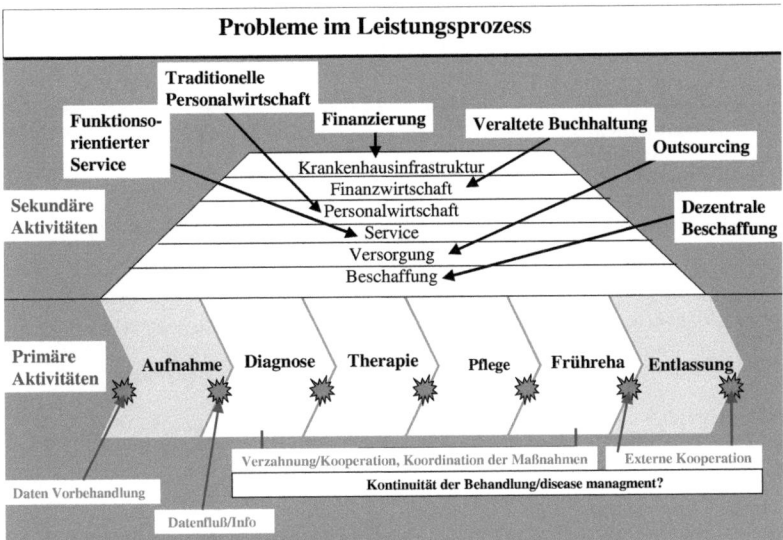

Abb. 12: Probleme im Leistungsprozess

Ein Algorithmus veranschaulicht sehr deutlich, wie der Leistungsprozess über verschiedene Funktionsbereiche gesteuert wird und in welchen Bereichen Probleme auftreten, so dass eine diesbezügliche Analyse den Rahmen der Veränderungsprozesse abstecken hilft. Ebenfalls lassen sich durch eine Übersicht die abteilungsinternen und übergreifenden Prozesse verdeutlichen, so dass ein Problembewusstsein allen Beteiligten vermittelt werden kann und dem Abteilungsegoismus durch verbindliche Zielvereinbarungen entgegengewirkt wird. Diese Lernprozesse (lernende Organisation) setzen aber voraus, dass die Akteure ihre genuinen Szenarien beherrschen und offen für die Prozesse der beteiligten Szenearien sind. Gleichwohl implizieren Übersichten die Ansatzpunkte für die Etablierung abteilungsinterne und abteilungsübergreifender QZ, deren Koordination, aber auch Kontrolle durch die Projektgruppe des Hauses gewährleistet werden muss. Probleme entstehen primär an den Schnittstellen - Informationsfluss, Kooperation und Koordination - der Behandlung, da die Verzahnung des Leistungsprozesses Synergieeffekte und Modifikationen der professionellen Anforderungen zur Folge hat, die im Rahmen der Zielsetzung auf eine Optimierung des Behandlungsprozesses hinauslaufen.

Arbeitsweisen eines Unternehmens	
SOLLVORSTELLUNGEN	**STÖRFAKTOREN**
◇ Kontinuierlich/Kooperativ	◇ Unpersönlich
◇ Nachvollziehbar/Flexibel	◇ Formalismus
◇ Transparent	◇ Engstirnigkeit/'Buck-Passing
◇ Verantwortungsbewußt	◇ Abteilungsegoismus
◇ Fachkompetent	◇ Koordinationsprobleme
◇ Effektiv	◇ Kooperationsprobleme
◇ Effizient	◇ Informationsprobleme

Abb. 13: Arbeitsweisen eines Unternehmens

Betrachtet man im gleichen Kontext die Zielvorstellungen mit den möglichen bzw. faktischen Störfaktoren, dann findet man mit Hilfe dieser systematischen Analyse eine rationale und rationelle Vorgehensweise. Hier beginnt im engen Sinn die Bedeutung des Change Managements, denn eine Analyse dieser Faktoren und eine konsentierte Zielformulierung kann Probleme bereits in der Konzeptionsphase entschärfen bzw. verhindern. Es handelt sich dabei um Prozesse, die auf eine Optimierung der professionellen Leistungsprozesse gerichtet sind und den Projektverantwortlichen adäquate Entscheidungsgrundlagen zur Verfügung stellen.

Das Change Management auf dieser Ebene betrifft das gesamte Unternehmen, während Probleme in Einzelbereichen durch die abteilungsinternen QZ gelöst werden müssen, d.h. die Verteilung bzw. Delegation von Problemlösungen wird nach Unternehmensprioritäten und Kompetenzaspekten durchgeführt und nicht nach persönlichen Interessen oder subjektiven Profilneurosen von Projekt- oder Abteilungsleitern.

Die Umsetzung von Change Management hat dann die größten Erfolgschancen, wenn latente oder offene Unzufriedenheit der Mitarbeiter – die oftmals erst im Rahmen von Veränderungsprozessen offen thematisiert wird, von der aber jeder weiß, dass sie real ist, aber nur latent thematisiert wird - in eine aktiv mitwirkende und gestaltende Rolle verändert werden kann. Das entscheidende Problem beim Change-Management-Prozess besteht in der Modifikation aus passiven Akteuren, die in tradierten Organisationsstrukturen eingebunden waren, aktiv gestaltende und mitwirkende Akteure zu machen. Viele Veränderungsprozesse scheitern nicht zuletzt an unwilligen und ängstlichen Mitarbeitern, sondern gerade am Widerstand privilegierter Manager und Mitarbeiter, die um ihren Status und ihre Position fürchten.

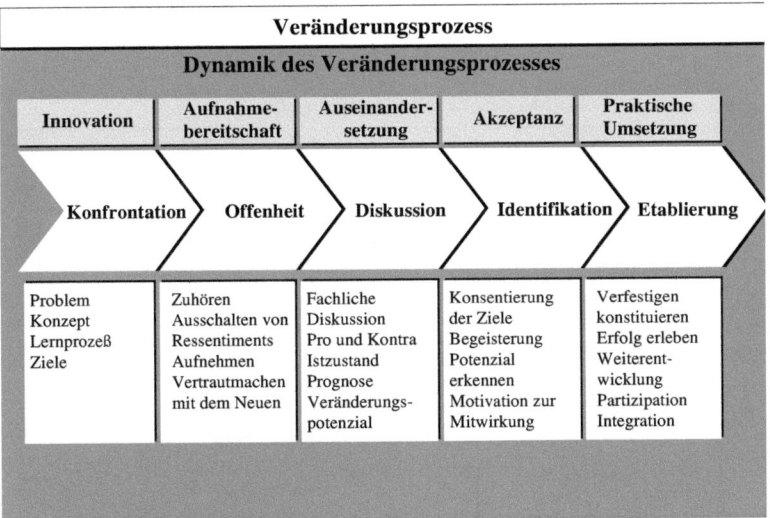

Abb. 14: Veränderungsprozess

Qualitätsentwicklung ist in den meisten Institutionen des Systems der Krankenbehandlung eine Innovation, die eine Anzahl von Veränderungsprozessen nach sich zieht, insbesondere sind das die Kooperations-, Koordinations-, Dokumentationsanforderungen sowie die Umstellung von der funktionalen Orientierung auf die Patientenorientierung. Die Probleme entstehen zunächst im Bereich der Konfrontation mit diesen Innovationen, da neue Ansprüche an die kommunikative Kompetenz aller Mitarbeiter gestellt werden, insbesondere im Rahmen von Lernprozessen und Offenheit gegenüber dem Neuen, d.h. die ersten Konflikte entstehen, wenn die Konzeption des QM den Mitarbeitern vorgestellt wird. Auf dieser Ebene erweist es sich als besonders wichtig, die Vorteile für jeden einzelnen Mitarbeiter herausstellen und nicht die ökonomischen bzw. die Personalabbauaspekte zu präferieren. QM hat nichts mit Personalabbau zu tun, sondern mit Veränderungen des Personals im Arbeitsprozess und im Umgang mit den Patienten. Arbeiten nach Standards ist etwas anderes als funktionale Habitualisierung von Handlungsabläufen im Behandlungsprozess, Dokumentation nach Standards beinhaltet nicht nur die fachliche Dokumentation, sondern auch Dokumentation von Defiziten und Mängeln – übrigens eines der größten Probleme im Gesundheitssystem -. Der positive Sinn von derartigen Veränderungen besteht aber auch darin, dass der Behandlungsprozess für Professionelle als auch für Laien transparent wird und die Professionellen keine Befürchtungen gegenüber Kontrollen haben müssen; denn wenn Qualität bewiesen wird, dann braucht man Kontrollen nicht zu fürchten. Die Furcht vor Kontrollen entsteht nur dort, wo Kompetenzen nicht geregelt sind und die Verantwortung verschoben werden kann, wo statt Standards subjektive Erfahrung und Therapiefreiheit durchgesetzt werden, wo Defizite aus Gründen der Furcht vor Regressansprüchen verschleiert werden. Auch das gehört zur Qualitätsentwicklung, mit und Fehlern und Defiziten adäquat umgehen zu lernen und Verantwortung auch für Fehler zu übernehmen.

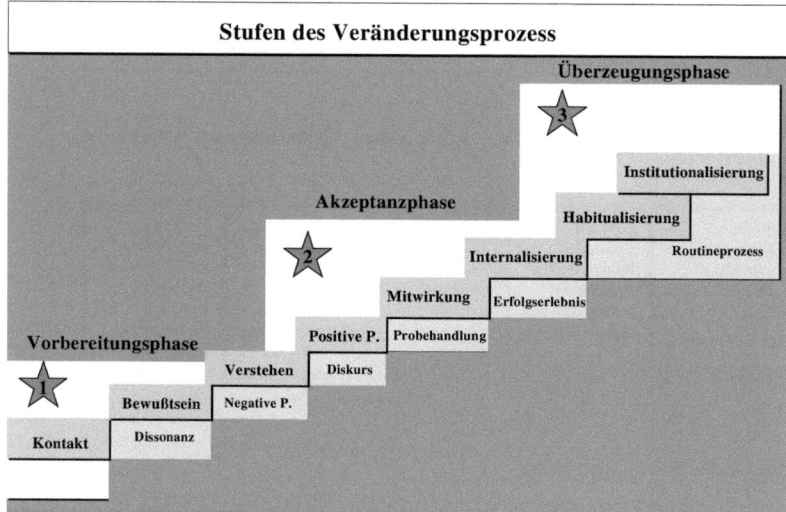

Abb. 15: Die drei Stufen des Veränderungsprozesses

7 Zusammenfassung

In dieser Arbeit wurden Ihnen verschiedene Methoden – Evaluationsmodell, Standard-, Dokumentations-, Konflikt-, Changemanagement-, insbesondere des PQM vorgestellt, die sich in praxi bewährt haben und Ihnen für die unterschiedlichsten Möglichkeiten Handlungsalternativen und eine professionelle Vorgehensweise vermitteln. Diese Methoden der Qualitätsentwicklung und Implementierung eines gesamunternehmerischen QMP implizieren ein systematische Arbeitsweise, die nicht nur allen Mitarbeitern vermittelt werden kann, sondern vielmehr erlernbare Schritte für Qualitätsmanager beinhaltet, die vor der Situation stehen, QMP in einem Unternehmen zu etablieren und Qualitätsprozesse zu initiieren.

Die Bedeutung des PQM besteht in der Vermittlung von intraorganisatorischen Kontexten und Prozessen, die primär auf Kundenbedürfnisse abgestimmt werden und nicht auf Funktionen. Funktionen, die isoliert betrachtet werden, führen zwangsläufig zu einer Präferenz auf Führungsebenen, ohne Berücksichtigung der Mitarbeiter und Kunden.

Dabei ist das Evaluationsmodell als systematische Vorgehensweise für jede Art von Projekten zu betrachten. Die beschriebenen Methoden werden in dieses Ablaufschema entsprechend integriert, wobei die internen Prozesse durch Standard- und Dokumentationsmanagement professionalisiert werden. Da QM immer den Erfolg als oberste Zielvorstellung intendiert, müssen Standard- und Dokumentationsmanagement durch Digitalisierung ebenfalls professionalisiert werden, damit Auswertungsstrategien in das QMP integriert werden können. Change Management und Konfliktmanagement ergänzen die genuin professionellen Prozesse als komplementäre, aber höchst relevante Implementierungsmethoden, die genau dann zum Tragen kommen, wenn die Implementierung des QMP in die entscheidende Phase tritt und die relevanten intraorganisatorischen Veränderungsprozesse auch pragmatische umgesetzt werden sollen. Antizipierbare intervenierenden Variablen implizieren eine Integration in die Konzeption und können teilweise kontrolliert werden. Pragmatische, nicht antizipierbare Probleme können durch Berücksichtigung professioneller Methoden apriori rational gelöst werden. Die Anwendung spezifischer Methoden intendiert die Kontinuität der Prinzipien der fachlichen, personellen und ökonomischen Rationalität, die Anwendung der diesbezüglichen Interdependenzen, die Effektivität von Koordination und Kooperation einzelner sowie der Gesamtprozesse eines Unternehmens.

Literaturverzeichnis (inklusive weiterführender Literatur)

Asklepios Kliniken GmbH: III. Asklepios Symposium, Kronberg 1998

Badura, B., Strodholz, P.: (1998) Qualitätsförderung, Qualitätsforschung und Evaluation im Gesundheitswesen, in Schwartz, F. W., Badura, B., Leidl, R., Raspe, H., Siegrist, J. (Hrsg.): Das Public Health Buch, S. 574ff

Besken, F/Kunczik, Th.: Frühzeitige Therapie kann Milliarden sparen. Der Kassenarzt 42 (1991) 36-42

Beyer, J.: Pflegemodelle von Morgen, Altenpflege 17 (1992) 4, 256-259

Beyer, J.: Pflegeziel Wohlbefinden, Altenpflege 17 (1992) 7, 447-449

Bierhoff, H.W.; G.F. Müller: Kooperation in Organisationen. Zschr. f. Arbeits- und Organisationspsychologie 37 (1993) 42-51

Böcken, Jan; Butzlaff, Martin; Esche, Andreas (Hrsg.): Reformen im Gwesundheitswesen, Gütersloh (2000), Bertelsmann Verlag

Büssing, Andre; Glaser, Jürgen: Mitarbeiter- und Patientenorientierung in der Pflege als Teil des QM, Pflege 2001: 339-350

Corbie, Jean Paul: Defizite im Gesundheitswesen, München 2003, http:www.wissen24.de

Donabedian, A.: Evaluating the Quality of Medical Care. Milbank Mem Fund Quart 44 (1966) 166-203

Donabedian, A.: Evaluating physician competence. Conference on assessing physician performance in ambulatory care, American Society of internal Medicine, San Francisco 1976

Donahue, Tina: ISO, EFQM, BALDRIDGE and HEALTH CARE ACCREDITATION - a comparison, in Asklepios Kliniken GmbH: IV. Asklepios Kongreß, Kronberg 1998

Donahue, Tina: Joint Commision on Accreditation of Healthcare Organizations, in Asklepios Kliniken GmbH: IV. Asklepios Kongreß, Kronberg 1998

Enghofer, E., K. Winkler: Qualitätssicherung in der Onkologie - Grundlagen und Definitionen, Hrsg.: Deutsche Krebsgesellschaft, München, Bern (1995)

Eiff, Wilfried von: Führung und Motivation im Krankenhaus, Stuttgart Berlin Köln (2000), Verlag W. Kohlhammer

Gabanyi, Monika: Qualitätssicherung in der ambulanten Pflege, (BASYS) (1995)

Gaeredts M: Qualitätsbewertung in amerikanischen Managed-Care-Organisationen, Gesundh.ökon.Qual.mang. 4, 1999: 4-13

Gebert, A. J.: Evaluation und Qualitätssicherung in Health Maintenance Organization, Deutsche Rentenversicherung, 8-9 (1989) 494-501

Giebing, H.: Qualitätssicherung in den Niederlanden. Die Schwester/Der Pflleger 30 (1991) 12ff.

Glaeske Gerd, Wuppertal: „Qualitätszirkel – Instrument zur Optimierung der Arzneimittelversorgung". Die Ersatzkasse 12/96: 447-452

Glaeske Gerd, Wuppertal: „Qualitätszirkel". Die Ersatzkasse (1996) 447-452.

Görres, S.: Gesundheits- und Qualitätszirkel Teil I, Pflege 5 (1992) 2: 127-132

Görres, S.: Gesundheits- und Qualitätszirkel Teil II, Pflege 5 (1992) 2: 177-182

Görres, Stefan; Hinz, Ingo M.; Reif, Karl: Pflegevisite: Möglichkeiten und Grenzen, Pflege 2002: 25-32

Grossarth-Maticek, Ronald: „Krankheit als Biographie". Berlin 1979

Großpietzsch, R.; S. M. Großpietzsch: Die Wahrheitsfrage in der sozialmedizinischen Begutachtung. Öff. Gesundh-Wes. 48 (1986) 277-280

Hansis, M.: Medizinische und administrative abteilungsinterne Leitlinien als Grundlage eines Qualitätsmanagementsystems. QualiMed 6 (1998) 8-12

Hauke, Eugen: Qualitätssicherung im Krankenhaus, Wien (1991)

Hauser, E.. Qualitätszirkel als Innovationsinstrument, Zschr. f. Führung und Org. 3/1991: 215-220

Häussler, B.: Hürdenlauf - Qualitätssicherung in der ambulanten Versorgung, Mabuse 17 (1992) 28-31

Helou, A.; Perleth, M.; Bitzer, E. M.; Döring, H.; Schwartz, F. W.: Methodische Qualität ärztlicher Leitlinien in Deutschland, ZäfQ 1998: 421-428

Helou, A.; G. Ollenschläger: Ziele, Möglichkeiten und Grenzen der Qualitätsbewertung von Leitlinien. Zschr. ärztl. Fortbildung Qualitätssicherung (ZaeFQ) 92 (1998) 361-365

Hermanek, P. (Hrsg.): Diagnostische Standards, Deutsche Krebsgesellschaft: Qualitätssicherung in der Onkologie, Band 3.1, München, Bern, Wien (1995)

Hermenek, P.: Standard, Richtlinie oder Leitlinie, Onkologe 4 (1998) 382-386

Hildebrandt, H.; A. Domdey: Disease Management, Die Ersatzkasse, 2 (1996) 50-54

Igl, G.: Kein neues Problem - Qualitätssicherung alter und behinderter Menschen gewinnt sozialpolitisch zunehmend an Bedeutung, Selbsthilfe 5-6 (1992) 54-57

Jaster, Hans-J.: Qualitätssicherung im Gesundheitswesen, Stuttgart (1996)

Kath, R.; K. Höffken: Bedeutung evidenz-basierter Entscheidungen für die internistische Onkologie, Onkologe 4 (1998) 387-393

Kaltenbach: Qualitätsmanagement im Krankenhaus, 2. Aufl., Meisungen (1993)

Keller, Thomas: Beziehungsmanagement im Arzt-Patienten-Verhältnis, Universitätsverlag, Wiesbaden 2002

Kellnhauser, E.: Die Sicherung der Qualität in der Krankenpflege, Die Schwester/Der Pfleger 30 (1991) 332-336

Kersting T. und Eichhorn S.: „Prüfung von Wirtschaftlichkeit und Qualität der Krankenhausbehandlung: Das Modell der amerikanischen Medicare Peer

Kirch Peter: „Qualität und Wirtschaftlichkeit – neue Wege zu einer gemeinsamen Verantwortung". DOK 3 (1998) 70-77

Korn v., Angela (Hrsg.): Qualitätssicherung in der allgemeinen Krankenpflege, Schriftenreihe Krankenpflege (Facultas BRO) Bremen (1994)

Kuhlemann/Majerus/Möller: „Qualitätssicherung im Krankenhaus, Trugschlüsse biometrischer Untersuchungen.. Deutsches Ärzteblatt 93, Heft 36(1996) 1747-1750

Kunzendorff, E.; U. Scholl; M. Scholl: Lebensqualität und Coping im Vergleich mehrerer Gruppen chronisch Kranker während der stationären Rehabilitation. Rehabilitation 32 (1993) 177-184

Kurrath-Lies, Gerda: Sicherung der Pflegequalität bei chronisch Kranken, Die Schwester/Der Pfleger 31 (1992)744-753

Kommission zur Weiterentwicklung der Rehabilitation in der GRV: Abschlußberichte: Band II, Arbeitsbereich "Sozialmedizinische Grundlagen" Frankfurt 1991

Bericht der Rehakommission des Verbandes Deutscher Rentenversicherungsträger: Empfehlungen zur Weiterentwicklung der medizinischen Rehabilitation in der gesetzlichen Rentenversicherung - insbesondere Teil II, Kap.5+9 sowie Teil III, Kap. 5+9, Frankfurt 1991

Kutz, R. u. Moschner, M.: Zwischenbericht I des Modellprojektes Verbundsystem Pflege. Hrsg.: Stadt Münster 1993

Kutz, R.: Konzept: Wohnortnahe Rehabilitation, Münster 1993, unveröffentlichtes Manuscript

Kutz, R.: Empirischer Zwischenbericht Teil I und II, Hrsg.: Stadt Münster 1994

Kutz, R. u. Moschner, M.: Zwischenbericht II Modellprojekt Verbundsystem Pflege, Hrsg.: Stadt Münster 1994

Kutz, R.: Schätzungen des Einsparpotentials der Stadt Münster durch die Pflegeversicherung, Münster 1994

Kutz, R. : Konzept Qualitätsmanagement in der Pflege, Münster 1994

Kutz, R. : Konzept Ambulante Rehabilitation, Münster 1994

Kutz, R. u. Moschner, M.: Zwischenbericht III Modellprojekt Pflege, Hrsg.: Stadt Münster 1995

Kutz, R. u. Moschner M.: Abschlußbericht des Modellprojektes Verbundsystem Pflege, Hrsg.: Stadt Münster 1995,

Kutz, R.: Empirischer Endbericht - Auswertung der Dokumentation des Informations-
büros Pflege, Hrsg.: Stadt Münster 1995,

Kutz, R.: Transparent und kompetent - Modell der Qualitätssicherung und -kontrolle
für die Pflegeversicherung -, Teil I , Altenpflege Forum 3, 1995,

Kutz, R.: Transparent und kompetent - Modell der Qualitätssicherung und -kontrolle
für die Pflege-versicherung -, Teil II , Altenpflege Forum 4, 1995,

Deutsche Gesellschaft für Gerontologie und Geriatrie: Fachbereich IV -Soziale Gerontologie und Alten-arbeit: Professionelle Pflege alter Menschen - Positionspapier -,
Freiburg 1995

Kutz, R.: Um Verbesserung der onkologischen Versorgung bemüht - Das
Tumorzentrum Regensburg , Uni-Zeitung Mai 1996

Kutz, R., F. Hofstädter, M. Hamzakadi: Tumorzentrum Regensburg -
Qualitätssicherung am Beispiel des colorektalen Karzinoms, in 'Der
Allgemeinarzt' 16/96, S. 1744-1750

Altenhofen, L.; Kutz, R. et. al.: Modellprojekt zur Früherkennung des kolorektalen
Karzinoms, Zwischenbericht Regensburg, Köln 1997

Kutz, Rudolf: Psychosoziale Ansätze in der Onkologie, in 2.Onkologisches Symposium,
Tumorzentrum Regensburg (Hrsg.) 1998:49-72

Altenhofen, L.; Kutz, R. et. al.: Zwischenbilanz des Modellprojektes zur Förderung der
Früherkennung des kolorektalen Karzinoms, Forum (Zeitschrift der Deutschen
Krebsgesellschaft) 1998, S. 84-93

Altenhofen, L., Brenner, G., Flatten, G., Hofstädter, F., Kutz, R., Oliveira, J.:
Modellprojekt 'Früherkennung des kolorektalen Karzinoms', Abschlußbericht,
Köln, Regensburg 1999

Kutz, R.: Aspekte der Patientenzufriedenheit, in 3. Symposium des Tumorzentrums
(Hrsg.), Regensburg 1999: 1-15

Dammer R., V. Bonkowski, R. Kutz, J. Friesenecker, T. Schüsselbauer :
Die Früherkennung von Mehrfachtumoren bei der Primärdiagnostik oraler Karzinome
mit Hilfe der Panendoskopie; MundKieferGesichtsChir (1999) 3:61-66

Kutz, R., G. Wölfl, E. Grünzinger, F. Hofstädter: Externe Qualitätssicherung am Beispiel
colorektaler Karzinome - Tumorzentrum Regensburg -, DKG - Forum 8/1999, S.
659-64

Kutz, R.: Patientenzufriedenheit in der onkologischen Versorgung - eine Pilotstudie -
München 2003, http:www.grin.de.

Kutz, R.: Qualitätsmanagement in der empirischen Sozialforschung - Qualitative vs.
quantitative Sozialforschung –. München 2003, http:www.wissen24.de

Kutz, R.: Studienbrief: Medizinsoziologie, Hrsg: DIPLOMA-Private FH Nordhessen 2003

Kutz, R.: Theorie und Anwendungsbereiche der Analytischen Soziologie, München 2004, http:www.wissen24.de

Kutz, R.: Transparent und kompetent - Modell der Qualitätssicherung und -kontrolle für die Pflegeversicherung -, Teil I, Altenpflege 'Forum' 3 (1995) 81ff.

Kutz, R.: Transparent und kompetent - Modell der Qualitätssicherung und -kontrolle für die Pflegeversicherung -, Teil II, Altenpflege 'Forum' 4 (1995) 105ff.

Kutz R., G. Wölfl, E. Grünzinger, F. Hofstädter: Externe Qualitässsicherung am Beispiel colorektaler Karzinome - Tumorzentrum Regensburg -, DKG - Forum 8/1999, 659-664

Lauterbach, Karl, W.: Die Möglichkeiten und Grenzen von Managed Care. In III. Asklepios Symposium 1997, Hrsg: Asklepios Kliniken GmbH (1998)

Luhmann, Niklas: Medizin und Gesellschaftstheorie, MMG 8 (1983) 168-175

Möller, Johannes: (1998) EFQM - Das Europäische Modell für ein Umfassendes Qualitätsmanagement im Gesundheitswesen, in III. Asklepios Symposium 1997, Hrsg: Asklepios Kliniken GmbH

Müller, J.: Manage Care in USA: Welche Erfahrungen sind auf Deutschland übertragbar. III. Asklepios Symposium, Wiesbaden 1997

Muller-M: Participative management in health care services. Curationis. 1995 Mar; 18(1): 15-21

Nagorny, H.-O.; Faus, G.; Plocek, M.: Qualitätsmanagement im Krankenhaus, ZaeFQ 1998: 208-214

Paeger, A.: Vom AMIQ-Baustein „Prozessqualität zum Pathway Management und Disease Management, IV. Asklepioskongress, Wiesbaden 1998

Paeger Axel: „Ärzteschaft und Controlling: auf dem Weg zur Profit-Center-Idee". Gesundheitsökonomie & Qualitätsmanagement 2 (1997) 144-147

Paeger Axel: Quality improvement in Germany, Journal on Quality Improvement 1, 1997, 6-14

Paeger/Möller: „Interne Qualitätssicherung im Krankenhaus". f&w 3/97 14. Jahrg.: 242-245.

Piechowiak, H.: Soziamedizinische Analyse: Wie krank sind Reha-Antragsteller. Öff. Gesundh.-Wes. 50 (1988) 572-578

Piechowiak, H.: Evaluation der sozialmedizinischen Begutachtung, Öff. Gesundh.-Wes. 51 (1989) 599-603

Pientka, L.: Die Bedeutung evidenzbasierter Entscheidungen für die Gesundheitspolitik, Der Onkologe, 7 (1999) 577-580

Porszolt, F.: Können Standards die internistische Therapie für den Patienten transparent machen? Der Onkologe, 5 (1998) 436ff.

Porszolt, F.: Evidence-Based Medicine: Attitüde-Skills-Knowledge Die Reiehnfolge ist entscheidend. Gesundh.ökon.Qual-manag. 3 (1998) 192-197

Rath Thomas: „Qualitätssicherung im Krankenhaus. Warten auf den Durchbruch". DOK 3 (1. Febr. 97) 90-94.

Rau, Ferdinand: DRG-Einführung in Deutschland, ZaeFQ 2002: 498-504

Riegel Theo: „Qualitätssicherung im Krankenhaus aus der Sicht der Kostenträger". Das Krankenhaus 12/97. 725-738.

Rienhoff, O.: Qualitätsmanagement, in Schwartz, F. W., Badura, B., Leidl, R., Raspe, H., Siegrist, J. (Hrsg.): Das Public Health Buch, (1998) 585ff.

Robinson, J.C.: Deecline in Hospital Utilization and Cost Inflation Under Managed Care in California. JAMA Oct. 2 (1996) 1060-1064

Ruprecht Thomas M.: „Qualität im Gesundheitswesen".. Gustav-Fischer-Verlag. 1997: 75-81

Sachverständigenrat zur konzertierten Aktion im Gesundheitswesen: Jahresgutachten 1989, Bonn 1991

Sachverständigenrat für die konzertierte Aktion im Gesundheitswesen: Gesundheitsversorgung und Krankenversicherung 2000, Sachstandsbericht, Bonn (1994)

Sachverständigenrat für die konzertierte Aktion im Gesundheitswesen: Jahresgutachten 2000/2001, Bundestagsdruchsache 14/5660/5661, Bonn 2001

Selbmann, Hans-Konrad: (1998) Qualitätsstrategien für das Gesundheitswesen von morgen, in Asklepios Kliniken GmbH: IV. Asklepios Kongreß, Kronberg 1998

Selbmann, Hans-Konrad (Hrsg.): Evaluation qualitätssichernder Maßnahmen in der Medizin, Beiträge zur Gesundheitsökonomie 30, Gerlingen 1995

Selbmann, Hans-Konrad: Messen der Qualität, in Eichhorn P., Seelos H.-J., Schulenberg J.-M. (Hrsg.): Krankenhausmanagement, Müchen Jena 2000

Schmitz, Harald; Bauder, D.; Jacob, M; Schindler,I.: Kalkulation von Fallkosten in einem deutschen DRG-System, Das Krankenhaus 2002: 111-112

Schoppe, Chriastiane; Walger, Martin: Krankenhausspezifische Zertifizierungsverfahren KTQ startet 2002 (Teil II), Das Krankenhaus 2002: 15-20

Schöffski, Oliver; J.-Matthias Graf v.d. Schulenburg (Hrsg.): Gesundheitsökonomische Evaluation, Berlin Heidelberg 2002

Schumacher, Martin; Schulgen, Gabi: Methodik klinischer Studien, Springer, Berlin Heidelberg 2002

Schütze, F.: Die Technik des narrativen Interviews in Interaktionsfeldstudien, Arbeitsberichte und Forschungsmaterialien der Fakultät für Soziologie, Bielefeld 1977

Schuntermann, Michael, F.: Konzepte zur Beurteilung medizinischer Rehabilitationsmaßnahmen durch den Rentenverischerungsträger, Deutsche Rentenversicherung 4-5 (1988), 238-265

Schwartz, F.W., Badura, R. Leidl, H. Raspe, J. Siegrist: Das Publik Health Buch; München-Wien -Baltimore (1998)

Schwartz/Perleth: „Ein neuer Standard in der Qualitätssicherung: Die systematische Einbeziehung externer Wissensressourcen". Gesundh.ökon. Qual.-manag.2 (1997) 107-113.

The Joint Commission: „Journal on quality improvement" S. 40-47

Thiel, Volker; Steger, Kai-Uwe; Josten, Cornelia; Shemmer, Eckard: Evodence-based Nursing – missing link zwischen Forschung und Praxis, Pflege 2001: 267-276

Viethen, Gregor: Qualität im Krankenhaus - Grundbegriffe und Modelle des Qualitätsmanagements, Stuttgart 1995

Viethen, Gregor: Qualität rechnet sich - Erfahrungen zum Qualitätsmanagement im Krankenhaus, Stuttgart 1996

Viethen, G.; T. Dombert; M. Klinger; S. Lachmann; C. Bürk: Ein Trendinstrument zur Erhebung von Patientenzufriedenheit: Die Lübecker Fragebogen-Doppelkarte. Gesundh. Ökonom.Qual.manag. 2 (1997) 50-53

Walger Martin: „Qualitätssicherung in der stationären Versorgung". Das Krankenhaus 12/97: 721-724

Werntges, Axel: Die Prozessmodule-Dokumentation und -optimierung mittels eines Handbuches gemäß der DIN EN ISO 9001, in III. Asklepios Symposium 1997, Hrsg: Asklepios Kliniken GmbH (1998)

Mehr zu diesem Thema finden Sie in „Internes Qualitätsmanagement im Gesundheits- und Sozialwesen" von Rudolf Kutz, ISBN: 978-3-638-33730-4
http://www.grin.com/de/e-book/33195/

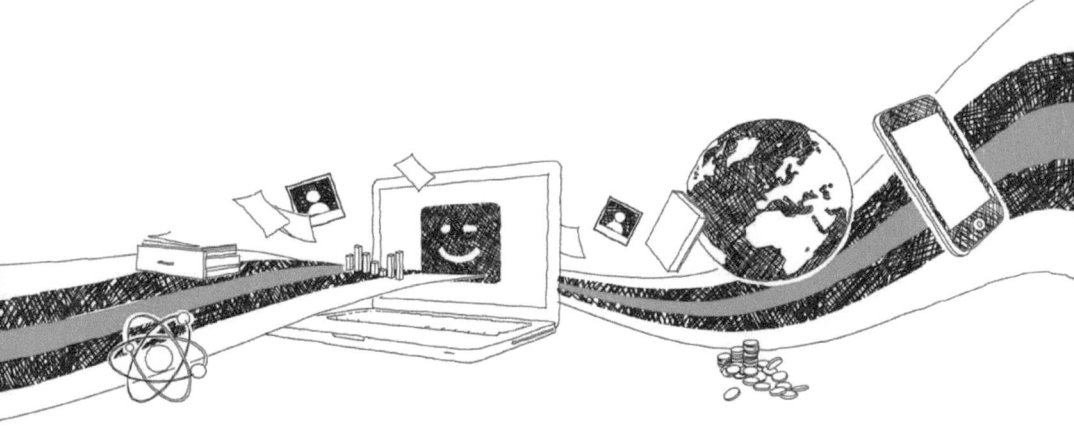
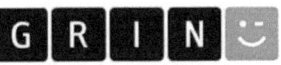